NOTICE

SUR LES PROPRIÉTÉS

DES

EAUX MINÉRALES D'AVÈNE,

Situées dans l'arrondissement de Lodève,
département de l'Hérault;

PAR M.ᵣ SAVY,

Docteur en médecine, correspondant de la Société de
médecine - pratique de Montpellier, inspecteur des
eaux minérales, et médecin de l'œuvre de bienfaisance
à Lodève.

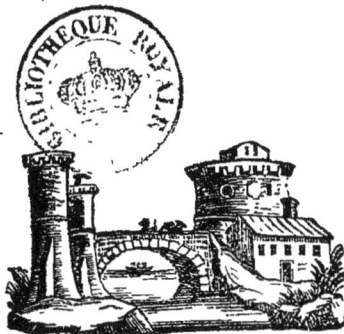

A MONTPELLIER,

DE L'IMPRIMERIE DE JEAN-GERMAIN TOURNEL,
PLACE LOUIS XVI, N.° 57.

1818.

AU MAGISTRAT

ÉCLAIRÉ,

AU LITTÉRATEUR

DISTINGUÉ,

A MONSIEUR

CREUZÉ DE LESSER,

Préfet du département
de l'Hérault.

L'hommage de cette Notice vous est légitimement dû, puisqu'il a pour but l'utilité publique, objet de votre constante sollicitude.

SAVY, D. M.

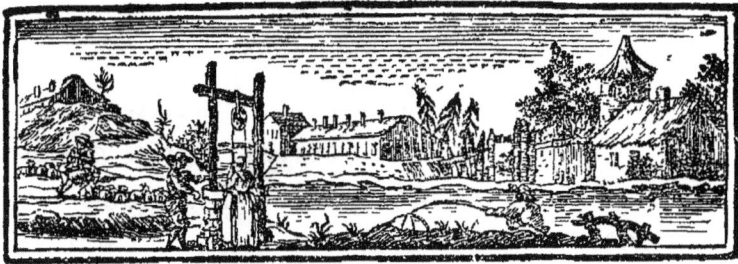

NOTICE

Sur les propriétés des eaux minérales d'Avène,
situées dans l'arrondissement de Lodève,
département de l'Hérault ;

Lorsque, en 1815, MM. les préfets de l'Hérault et de l'Aveyron me confièrent la place de médecin-inspecteur des eaux minérales de Sylvanés et d'Avène, je formai le projet d'observer attentivement les effets que produisoient ces dernières, afin de voir ce qu'avoient de fondé les éloges outrés de quelques médecins, et les préventions de quelques autres. C'est après trois années d'observations et de méditations sur leurs propriétés que je livre cette notice au public.

Les médecins dont je viens de parler n'avoient considéré que des faits isolés, qui devoient les induire en erreur. C'est seulement en groupant un grand nombre d'observations, que l'on s'éclaire soi-même et que l'on devient utile aux autres.

I.

Il est peu de pays du midi de la France qui renferme autant de minéraux que les montagnes d'Avène ou de ses environs. C'est un fait constaté par Gensane (1).

On y trouve les restes d'anciens travaux sur des mines vitreuses de cuivre. Parmi ces diffé-rentes veines de métaux, on distingue sur-tout un filon de mine d'argent grise, et une forte mine de plomb au lieu appelé le *Rabas*.

Au *bois des Clausels*, on trouve une mine de cuivre vitreuse, riche en argent; elle est de l'espèce appelée par les naturalites : *fiente d'oie*.

La montagne de la Rab renferme un filon de mine de cuivre azur.

Le ruisseau du mas de Marqués recèle plu-sieurs veines de mines de plomb et beaucoup de marcassites.

On trouve, à la montagne de Roques, au lieu appelé *Saut de la mule*, une grande abondance de feld-spalt, d'un beau blanc, qui, mêlé avec les alcalis, donnoit un très beau cristal qui se fabriquoit dans une verrerie des environs.

Le marquis de Roucourels, ancien seigneur du lieu, avoit commencé l'exploitation d'une grande partie de ces mines, il paroît que la direction en fut confiée à un ingénieur peu versé dans cet art; les fouilles en furent mal dirigées, ce qui les fit abandonner.

---

(1) Voyez l'Histoire naturelle du Languedoc, Tome I, page 181.

L'eau d'Avène (1) est limpide, onctueuse ; elle rend la peau infiniment douce ; son goût est fade. Du milieu du bassin se dégagent abondamment des bulles gazeuses.

Sa température ordinaire est de 23 à 24 degr. du thermomètre de Réaumur. Il existe au fond du bassin un sédiment onctueux. L'analyse y dénote les carbonates de chaux et de magnésie, les sulfates de chaux et de soude, les muriates de chaux, de soude et de magnésie, et une grande quantité d'une matière extractive. Il seroit essentiel de rechercher la nature de cette matière extractive ; mais un pareil travail ne peut se faire que dans un vaste laboratoire, pourvu des réactifs et machines nécessaires, objets qu'il est difficile de se procurer dans les petites villes. Un savant chimiste de Montpellier a promis de s'occuper de cette analyse.

Les bulles gazeuses, qui se dégagent dans le bassin, ont présenté les phénomènes suivans :

1.º Elles ne rougissent point la teinture de tournesol.

2.º Elles ne précipitent point l'eau de chaux.

3.º Elles éteignent une bougie enflammée.

4.º Elles sont insolubles à l'eau.

5.º Elles ne sont nullement inflammables.

On ne peut méconnoître, à ces caractères, la présence de l'azote.

---

(1) Voyez la Dissertation que M. le docteur Saint-Pierre a publiée sur les eaux minérales de ce département.

Les eaux minérales d'Avène se trouvent à 4 lieues S. O. de Lodève, à 4 lieues N. O. de Bédarieux, à 3 lieues N. E. de St.-Gervais, à 3 lieues et demie O. de Cornus.

La source jaillit du pied d'une montagne escarpée dans un vallon agréable et fertile ; elle va se jeter dans la rivière d'Orbe, qui n'est qu'à cinquante pas de distance. Les différens filets d'eau, qui naissent dans le bassin, forment un volume de près de quatre pouces. Cette abondance fait qu'on la renouvelle avec une grande facilité. Dix minutes suffisent pour remplir le grand bassin, où vingt personnes peuvent aisément se baigner. Les individus qui, par délicatesse ou par la nature de la maladie, veulent prendre les bains en particulier, trouvent toutes les commodités qu'ils peuvent souhaiter.

On use de ces eaux en bain ou en boisson. Le bain se prend le matin à jeun; les individus robustes peuvent en prendre un second le soir. Leur durée est ordinairement d'une heure.

Sur les bords de l'aqueduc qui conduit l'eau à la rivière, on a construit des bancs couverts, où les malades, atteints d'ulcères aux jambes, vont plonger ces parties plusieurs fois le jour; ils couvrent l'ulcère avec des linges trempés dans l'eau minérale.

La boisson se prend le matin, au sortir du bain ; la dose ordinaire est de six à huit verres ; pris à dix minutes de distance l'un de l'autre (1).

Il est essentiel de signaler un abus que la routine avoit introduit dans l'administration de ces bains, abus qu'il a été utile de réformer, parce qu'il s'opposoit souvent à l'efficacité deseaux , en leur faisant produire un effet diamétralement opposé à celui qu'elles déter-minent : c'étoit de répercuter, au lieu de pousser vers la peau. Les malades étoient dans l'usage d'aller se promener à la cam-pagne une demi - heure après qu'ils étoient sortis du bain , c'est-à-dire , au moment où la sueur commence à paroître ; car , au sortir du bain , on ressente une impression de fraî-cheur qui engage à approcher du feu , les oscillations se font de la périphérie au centre. La transpiration est nulle , la peau se resserre , l'individu est pâle, mais cette légère résistance des solides n'est que passagère : elle provoque bientôt le mécanisme des forces centrales, et ranime la circulation. Bientôt après , la figure se colore, la peau devient moite, et se couvre d'une sueur plus ou moins abondante, qui a bien plus de rapport avec la nature des sueurs critiques que celles qui ont été excitées par les bains chauds.

─────────────────────

(1) L'eau qui est destinée à la boisson n'a aucune com-munication avec celle du bassin, et ne peut inspirer aucune répugnance.

Les différentes sécrétions reçoivent une impression également salutaire.

C'étoit au moment où les horripilations cessoient, lorsque la sueur ou une forte transpiration commençoit à se manifester, que la routine faisoit un devoir aux malades de se livrer au plaisir de la promenade. Les gens de l'art se figureront aisément les graves incommodités qui devoient souvent être le fruit d'une pareille imprudence.

Les malades qui veulent éviter ces dangers doivent, au sortir du bain, se mettre dans un lit chaud, et y rester une heure. Ceux chez lesquels la sueur est moins considérable, peuvent rester auprès du feu, et ne s'exposer aux impressions de l'air extérieur que lorsque la diaphorèse a cessé.

Les eaux minérales d'Avène sont toniques, apéritives et anti-herpétiques. Quelques jours après en avoir usé, on se sent beaucoup plus de force dans les systèmes nerveux et digestif; les urines sont copieuses et bourbeuses. D'autres fois, ce sont de fortes sueurs qui se manifestent; les chemises que quittent les malades sont roussâtres, quelquefois la peau se couvre de croûtes. Il y a des cas où je cherche à seconder les efforts de la nature par des préparations diurétiques ou sudorifiques : *eò ducendum quò natura vergit.*

Elles agissent d'une manière très-heureuse sur

les affections cutanées. Ces maladies présentent,
la plupart du temps, un effort que fait la nature
pour se débarrasser d'une substance hétérogène.
L'effet de nos eaux est de faire disparoître cette
matière, non en la faisant rentrer dans le torrent
des humeurs, où elle porteroit le désordre et la
mort, mais en favorisant sa sortie par les différens
émonctoires. D'autres fois, elles sont attractives,
comme j'aurai occasion de le démontrer en rapportant des observations sur des gales anciennes
ou répercutées (1).

Si le nombre de maladies d'un organe est en
raison de sa sensibilité, la peau doit être, sous
ce rapport, celui qui est sujet au plus grand
nombre d'affections, puisque, d'après Bichat,
c'est celui qui renferme le plus de nerfs;
c'est une observation qui n'a pas échappé à M.
Alibert, médecin justement célèbre par le nou-

---

(1) Leur propriété, dans ce cas, est si bien constatée,
que l'usurpateur du trône de St. Louis, affecté d'une gale
rentrée, qui produisoit souvent des éruptions dartreuses,
avec des démangeaisons incommodes, avoit formé le projet
de s'y rendre pendant la saison de 1811. J'ai vu à la sous-
préfecture de Lodève, les lettres que le Ministre de l'in-
térieur écrivoit aux autorités compétentes. Par son ordre,
le plan d'une nouvelle route avoit été tracé et étoit à la
veille d'être exécuté, ainsi qu'un vaste édifice qu'on vouloit
construire à côté des bains. La grande prairie de Beau-
désert, qui est de l'autre côté de la rivière, étoit destinée
à contenir trois rangs de tentes; mais les préparatifs de la
campagne de Russie et ses suites funestes, firent évanouir
ce projet.

veau jour qu'il a répandu sur cette classe de maladies. La gale et sur-tout les dartres sont, de toutes les maladies cutanées, les plus rebelles, les plus incommodes, et peut-être les plus communes. Ce sont sur-tout ces dernières affections qui sont guéries par nos bains avec un succès trop peu connu jusqu'ici, faute d'interpète propre à publier leur vertu.

En historien fidèle, je rapporte les faits tels qu'ils se sont présentés : je ne donne point ces eaux comme étant une panacée universelle, propre à guérir toutes sortes de maux; les débilités nerveuses, les leucorrhées ou pertes blanches, la teigne, les écoulemens qui restent après la gonorrhée, les ulcères des jambes entretenus par une acrimonie dartreuse, psorique ou scorbutique, les gales anciennes ou répercutées sont les maladies que les bains d'Avène combattent avec un succès marqué.

Je dois à la vérité de dire que la dartre produite par un vice scrofuleux a, la plupart du temps, résisté à nos eaux ; il en a été de même de la vénérienne. Quant aux autres espèces, je désire que les praticiens vérifient ce qu'en a publié M. Bertrand de Lagrésie : « Les eaux minérales, dit cet estimable médecin, sont d'un très-grand secours dans le traitement des dartres, tant intérieurement qu'extérieurement. Les eaux acidules de Vals, les eaux thermales de Luçon, sont les plus usitées. Les bains d'Avène et ses eaux nouvellement découvertes à quatre lieues de

Lodéve en Languedoc, méritent la première place, d'après les médecins de Montpellier, qui, par la proximité des lieux et le nombre des malades qu'ils sont à portée d'y envoyer, doivent s'en être convaincus » (1).

En rapportant les différentes observations, j'aurai soin de noter l'âge, le sexe, le tempérament, la maladie, les habitudes, les traitemens qui avoient été suivis et leur résultat, l'état où étoit le malade lorsqu'il s'est présenté aux eaux, l'effet qu'elles ont produit, soit pendant qu'ils les prenoient, soit long-temps après qu'ils ont été rendus chez eux; car il arrive souvent que le voyage, la distraction, le nouveau régime dissipe ou, pour mieux dire, assoupit l'affection morbide : le médecin crie au miracle, jusqu'à ce que le retour de la maladie vienne détromper l'Esculape et son malade. Pour éviter cet inconvénient, j'ai établi avec les malades qui font le sujet de mes observations, une correspondance qui m'a donné des notions certaines ; d'autres fois je l'ai fait avec leur médecin ordinaire. Que ces derniers trouvent ici l'expression de ma gratitude, pour les notes instructives qu'ils m'ont communiquées.

Il m'a semblé que cette marche étoit celle qui facilitoit le mieux la connoissance d'une eau minérale. C'est cette analyse sévère et exacte des faits, qui nous démontrera leur pro-

---

(1) Traité des dartres, pag. 36.

priété, plutôt que celle des sulfates, des carbonates, des muriates, etc., qu'elles contiennent. Car, disons, avec M. Bertrand, inspecteur des eaux du Mont-d'Or : « Toutes les eaux transportées dans nos laboratoires sont dans une condition presque analogue à celle des fluides extraits de l'économie animale, où l'analyse découvre tout, hormis le principe fugace de la vie ».

I I.

Dartres crustacées.

Première Observation.

Le nommé Lubac, fripier, natif de Lodève, étoit affecté, depuis plusieurs années, d'une dartre farineuse, qui, insensiblement, étoit devenue crustacée : elle reconnoissoit pour causes la vie sédentaire, son habitation dans un lieu bas et humide, et la suppression d'une forte sueur des pieds, à laquelle il étoit sujet depuis l'âge de puberté. Dès le moment que la dartre avoit pris le caractère crustacé, il s'étoit soumis à un traitement méthodique. Le petit-lait coupé avec une once de suc de cerfeuil, avoit été pris pendant un mois ; le suc de chicorée, de cresson, de fumeterre et de cerfeuil succéda au petit-lait ; il étoit pris à la dose de quatre onces par jour, le matin. Il avaloit un bol fait avec trois grains d'éthiops minéral, enveloppés dans 25 grains d'extrait de

douce-amère : une demi-heure après, il avaloit
un verre d'une forte décoction de douce amère.
Ces derniers remèdes furent pris pendant deux
mois avec peu de succès ; la dartre étoit dans
le même état. L'année d'après, je le mis à
l'usage de l'extrait du rhus radicans, qui ne
produisit pas un meilleur effet : ce qui me dé-
cida à l'envoyer aux bains d'Avène, au commencement de Juillet 1815. Il étoit âgé de
cinquante-deux ans, d'un tempérament bilieux,
il portoit une dartre crustacée qui, depuis les
malléoles jusques à l'ombilic, cuirassoit toutes
ces parties, à l'exception des parties génitales. Entre la peau et ces croûtes jaunâtres,
il se ramassoit quelquefois une humeur épaisse,
qui, en acquérant de l'acrimonie, produisoit
des démangeaisons fatigantes. Au milieu de ces
croûtes, il se formoit quelquefois une crevasse
d'où couloit une matière fétide.

Il prit les eaux et les bains deux fois par
jour. Les urines furent bourbeuses et copieuses.
Au douzième bain, apercevant une diminution
dans cette excrétion, je crus devoir la favoriser
au moyen de quelque préparation diurétique ;
il fit sa boisson ordinaire avec l'eau minérale.
Je rappelai le cours des urines. Bientôt après,
il se forma plusieurs crevasses aux croûtes
dartreuses. L'eau s'insinuoit à travers la peau
et les croûtes dartreuses ; la matière purulente
qui en sortoit, étoit si abondante, que les
serviettes avec lesquelles on enveloppoit ces

parties étoient mouillées quelques heures après avoir été appliquées ; les croûtes se détachèrent, et après vingt-huit bains, elles avoient totalement disparu. Il partit radicalement guéri, et sa santé n'a plus été troublée.

DEUXIÈME OBSERVATION.

Pierre Hugues, métayer dans les environs d'Espallion, âgé de quarante-deux ans, d'une constitution lymphatique, issu d'une mère chez laquelle le rachitis étoit héréditaire, avoit passé d'une manière orageuse les premières années de sa vie. La maladie héréditaire se développoit avec d'autant plus de force, qu'elle étoit favorisée par le genre de vie de cet enfant : substances farineuses non fermentées, privation du vin, position de la campagne qu'il habitoit auprès d'un rocher très-humide. Toutes ces causes débilitantes avoient énervé cet individu, qui fut cul-de-jatte jusqu'à l'âge de puberté.

Le changement qui, à cette époque, se fit dans sa constitution, lui fut si avantageux, que les personnes qui ne l'avoient point vu depuis quelque temps, avoient de la peine à le reconnoître. Il fit un accroissement rapide, prit des forces ; et s'adonna tout entier aux travaux de l'agriculture. Cinq ans après, les cuisses et les jambes se couvrirent de petits exanthèmes qui, en se rapprochant, fournirent une croûte épaisse, de laquelle suintoit quelquefois une

humeur âcre. Les différens incisifs et dépuratifs
qu'il avait employés pendant longtemps n'ayant
produit nul effet, il s'étoit résigné à garder son
mal, lorsqu'on lui conseilla l'usage des bains
d'Avène. Il arriva vers la fin de la saison de
1815, et me fit le narré que je viens de rapporter ; les jambes, les cuisses, les parties génitales et les fesses ne formoient qu'une seule
croûte. J'observai de petites plaques sur les
épaules et la poitrine. Il se mit à l'usage des
bains et des eaux, qui procurèrent une sueur
assez abondante ; je lui conseillai de prendre
en se couchant une tasse d'une décoction des
bois sudorifiques, et une demi-once de sirop
antiscorbutique de Portal. Après vingt bains,
les croûtes commencèrent à se détacher ; au
trente-deuxième, il n'en existoit plus. Pendant
tout ce temps les urines furent copieuses et
extrémement fétides. On le voyoit, au sortir
du bain, considérer, avec une joie difficile à
décrire, la peau de ses cuisses, qu'il n'avoit point
vue, disoit-il, depuis vingt ans ; je le priai de me
donner de ses nouvelles, quelque temps après
qu'il auroit été rendu chez lui. Au commencement de 1817, M. Lauras ; son parent,
m'écrivit que son beaufrère M. Hugues avoit
fait appliquer un cautère ; qu'il n'avoit plus eu
d'éruption, et que sa santé étoit excellente, ce
qui le faisoit parler avec enthousiasme des bains
d'Avène.

TROISIÈME OBSERVATION.

M. Fabregat, négociant à Bédarieux, d'un tempérament bilioso-sanguin, étoit dans la force de l'âge et de la santé, lorsque des affaires de commerce le forcèrent à parcourir les montagnes de l'Auvergne qui étoient couvertes de neige. Le froid étoit excessif. Plusieurs voyageurs, ainsi que son guide, furent sur le point d'avoir quelque membre gelé. Le guide fut atteint d'une angine trachéale mortelle. M. Fabregat eut ses mains couvertes de pustules qui s'ulcérèrent. Cette humeur visqueuse s'épaissit et forma la dartre croûteuse. Les mouvemens de la main se faisoient avec difficulté et souffrance ; il ne pouvoit point écrire. Connoissant les propriétés des eaux d'Avène, il se hâta de s'y rendre, lorsque la saison arriva. Sa confiance ne fut point trompée : après quelques bains, les croûtes se détachèrent, et la main reprit ses mouvemens. Rendu chez lui, il parut une grande quantité de furoncles sur son corps ; il se forma une suppuration sous les ongles qui disparut quelques jours après. Dans le courant de l'année, il se formoit quelquefois une éruption qui avoit l'apparence d'une dartre farineuse, ce qui l'attira une seconde fois aux bains pendant la saison de 1817. Après dix bains, il se fit sur son corps une éruption assez considérable. La suppuration des doigts arriva : elle dura pendant plusieurs jours ; et , depuis cette époque , il n'a plus rien éprouvé.

QUATRIÈME OBSERVATION.

M.me L.***, de Milhau , âgée de cinquante ans , d'une constitution sèche , avoit joui d'une bonne santé jusqu'à l'âge de quarante-six ans , époque où le flux menstruel se supprima tout à coup à la suite d'un violent accès de colère.

Quelques mois après , il se manifesta une perte blanche abondante et douloureuse. Une dartre croûteuse occupoit toute la mamelle droite , et une partie de l'épaule du même côté , les médecins prescrivirent en vain une grande quantité de remèdes incisifs et dépuratifs. Le lait d'ânesse, les bains domestiques ne réussirent pas mieux. On l'envoya à Sylvanés, où elle se rendit pendant la saison de 1816. Seize jours après , n'apercevant aucune amélioration dans son mal, je conseillai les bains d'Avène , où elle se rendit le lendemain. Elle prit les eaux et les bains. Au dernier bain , la leucorrhée disparut ; et au dix-huitième , la dartre n'existoit plus. Pendant le traitement, il se manifesta une diaphorèse qu'elle favorisoit au moyen de quelques tisanes diaphorétiques.

Six mois après , M.me L.*** , secondant le désir que je lui avois manifesté , me donna de ses nouvelles , et m'apprit que huit jours après qu'elle eût quitté Avène , il parut sur son corps une grande quantité de furoncles qui fournirent une suppuration abondante, et que depuis cette époque, sa santé étoit parfaitement rétablie.

CINQUIÈME OBSERVATION.

Le Sieur S.***, charron, domicilié à Castres, département du Tarn, d'un tempérament bilieux ayant fait des excès dans la boisson et travaillé dans des lieux humides, avoit été sujet au flux hémorroïdal qui venoit assez régulièrement tous les deux ou trois mois. A l'âge de trente-huit ans, cette évacuation se supprima. Quelque temps avant cette disparition, il avoit aperçu une éruption miliaire, qui occupoit le thorax et l'épigastre. Ces petits boutons suppuroient; la peau tomboit en squamme, et reparoissoit quelque temps après. Bientôt l'éruption changea de nature : ce furent de grandes plaies croûteuses, qui s'étendirent insensiblement et occupèrent toutes les parties de son corps et à l'exception d'une partie de la figure : un habile médecin l'avoit soumis à un long traitement, sans aucun succès; ce qui détermina le malade à venir essayer les eaux d'Avène. Son aspect étoit hideux; il me sembla voir un de ces malheureux que la société repoussoit autrefois de son sein. Tout faisoit douter de sa guérison; mais le vieux Pouget, qui gère les bains depuis quarante-six ans, nous assura que cette affection ne résisteroit pas à l'effet de ces eaux. En effet, après quinze bains, ces croûtes se gercèrent; il en sortit une grande quantité de

matière purulente. L'eau s'insinua entre la peau
et les croûtes qui se détachèrent en grandes
plaques. Au vingt-huitième bain, il n'y en
eut plus; la peau étoit très-rouge, mais unie;
les urines étoient purulentes; les ongles tom-
bèrent : il y eut une suppuration abondante
des parties internes de l'oreille. Cet individu
recouvra ses forces et son appétit. L'année
passée, nous avons appris qu'il vaquoit à ses
affaires, et que sa santé étoit totalement rétablie. Le respectable Pouget nous rapportoit une
infinité d'observations qui confirmoient l'opi-
nion qu'il avoit manifestée avant que le Sieur
S.*** se mît à l'usage des bains,

Dartres miliaires:

Sixième Observation.

L'épouse de Cazillac, presseur, domicilié à
Lodève, étoit atteinte depuis quelque temps
d'une dartre miliaire qui occupoit les fesses,
une partie des cuisses et le périnée. Quelquefois
elle occasionoit des démangeaisons si vives,
qu'elles causoient l'insomnie. Continuellement
elle se grattoit jusqu'à se déchirer la peau. Ses
plaintes, son agitation dénotoient les souffrances
auxquelles elle étoit en proie. Petit-lait, bouil-
lons apéritifs, bols faits avec l'extrait de douce-
amère, et le muriate de mercure, continué
pendant plusieurs mois, et porté graduellement
jusqu'à la dose de dix grains de muriate de

*

mercure dans une demi - once d'extrait de douce - amère. La maladie disparoissoit pendant quelques semaines pour reparoître avec plus de force. Les bains domestiques , les bains de Baréges factices ne produisirent pas un meilleur effet. Au commencement d'Août 1817 , je l'envoyai à Avène , où elle prit les bains et les eaux. La démangeaison disparut au sixième jour ; les menstrues parurent après le douzième bain : enfin , après en avoir pris dix huit , elle partit radicalement guérie. Cette éruption n'a plus en lieu ; elle étoit occasionée par une suppression des menstrues.

Septième Observation.

M.le D.*** , domiciliée à Pézenas , âgée de 22 ans , d'un tempérament sanguin , avoit joui d'une bonne santé jusqu'à l'âge de quinze ans , époque où elle fut attaquée d'un rhumatisme aigu. Les puissans drastiques , qui furent employés, lui rendirent l'usage de ses membres; mais , il lui resta une ophtalmie qui éluda toutes les méthodes qu'on crut devoir employer. On pensoit que l'établissement du flux menstruel pourroit la dissiper. Cette espérance fut vaine : à l'âge de seize ans, ce flux s'établit, sans porter aucune amélioration à l'état de ses yeux. Un empirique lui donna une pommade , dont elle se frotta les paupières pendant trois jours, l'ophtalmie disparut, mais deux mois après une éruption miliaire se montra sur son sein, quitta ce siége pour se fixer sur l'hypogastre, sur les parties génitales et une partie des cuisses ; un praticien de Montpellier lui conseilla les bains d'Avène, où elle se rendit vers la fin de 1816.

Les eaux et les bains qu'elle prit pendant quelque temps, procurèrent des urines bourbeuses et abondantes; il y eut pendant quelques jours une leucorrhée qui l'alarmoit par sa quantité et les démangeaisons qu'elle procuroit : ses craintes se dissipèrent lorsqu'elle vit l'éruption disparoître en partie et la leucorrhée cesser quelques mois après. Son frère m'écrivit que les boutons qu'elle avoit encore au départ des bains, avoient totalement disparu et qu'elle se regardoit comme guérie.

Dartres vives.

Huitième Observation.

M.me B.***, habitant Clermont-Lodève, eut le troisième jour après l'accouchement, une suppression subite des lochies, produite par le vif chagrin qu'elle ressentit, en apprenant la mort de l'enfant auquel elle venoit de donner le jour ; le lait ne se porta point aux seins ; le bas-ventre se tendit et une fièvre puerpérale ne tarda pas à se manifesrer. Elle guérit de cette maladie, mais ne vit plus ni lait, ni lochies, ni menstrues ; peu de temps après, il se manifesta sur tout son corps une grande quantité

de petits exanthèmes d'où suintoit une sérosité
âcre avec vives démangeaisons et grande cha-
leur : elle fut prendre l'avis d'un célèbre praticien de Montpellier, qui caractérisa la maladie de dartre vive ; il ordonna le petit lait
rendu apéritif par le mélange de l'acétate de
potasse, une tisane de douce-amère, le suc
des plantes dépuratives, des bols faits avec le
kermès minéral, l'œthiops martial et le mercure doux, enveloppés dans suffisante quantité
d'extrait de fumeterre : ces remèdes, pris
exactement pendant deux mois, allégèrent la
maladie. Ce médecin ordonnoit dans la consul-
tation de se rendre à Avène à la saison des
bains. Au commencement d'Août 1816, la malade s'y fit transporter. Elle étoit âgée de 36 ans,
d'une constitution sèche ; les exanthèmes occu-
poient la figure, le cou et les épaules ; elle faisoit
sa boisson ordinaire avec l'eau minérale et prenoit deux bains par jour : ces secours dissipèrent les exanthèmes qui n'existoient plus après
26 bains. Je dois observer que le flux menstruel,
qui manquoit depuis deux ans, reparut pendant
ce traitement ; ce bien-être n'a plus été troublé.

NEUVIÈME OBSERVATION.

Pendant que j'exerçois les fonctions d'inspecteur aux bains de Sylvanés, Pierre Germain,
tisserand, à Villefranche, en Rouergue, me
montra une dartre rougeâtre, qu'il portoit au
mollet de la jambe droite. Cet individu, d'un

tempérament pituiteux, âgé de quarante huit ans, présentant ce teint basané ordinaire aux gens de son métier, avoit cette maladie depuis huit ans ; sa détresse l'avoit empêché d'essayer aucun remède, il vint à Sylvanès pour y prendre les bains. Quinze jours après, n'observant aucune amélioration dans son mal, je proposai les eaux d'Avène, où je le vis peu de jours après. Il prenoit par jours deux bains entiers et deux bains de jambes. Au septième jour, il se forma une grande quantité de pustules sur la jambe malade : ces pustules suppurèrent, séchèrent et reparurent le surlendemain ; la chair des ulcères qui étoit blafarde s'aviva, et après trente-six bains, il n'existoit plus de traces de la maladie.

Dixième Observation.

Les observations des naturalistes françois nous ont appris que la cause du prurit galeux est un insecte qui vit dans les pustules et que Linnée à nommé *acarus scabiei.* Il est peu de maladies où le charlatanisme se soit autant exercé que sur la guérison de la gale. Le peuple possède une infinité de recettes plus ou moins astringentes, telles que l'eau de Goulard, l'eau arsénicale, celle des Forgerons, des Tanneries, etc. Les médecins, qui exercent dans les grands hôpitaux, ont signalé depuis long-temps les dangers de ces préparations par les difficultés qu'ils éprouvent à faire ressortir la gale ou à guérir les maladies secondaires. Les gens de l'art qui

fréquentent nos bains , conviennent unanime-
ment que ces gales anciennes ou répercutées
sont combattues par eux avec un succès marqué.
Je pourrois citer une foule de faits qui confir-
meroient ce que j'avance. Je me contenterai
d'en rapporter deux récens et que j'ai encore
sous les yeux.

M. Benoit , domicilié à Lodéve , ancien direc-
teur des hôpitaux militaires du royaume de
Naples , doué d'un tempérament bilieux , et
d'une santé que les vicissitudes de la guerre
n'avoient point altérée , fut fait prisonnier pendant la dernière campagne de Russie , et infecté
d'une gale qui se répercuta , soit par la rigueur
du froid , soit par l'humidité des lieux où on
le faisoit coucher. Dès qu'il fut mis en li-
berté , il suivit un traitement méthodique ,
dirigé par un habile médecin de Naples. Après
beaucoup de purgatifs , on lui fit prendre les
bains d'Ischia ; mais ce fut avec peu de succès.
A chaque nouvelle lune , l'éruption se montroit ;
elle occasionoit de vives démangeaisons , des
insomnies et la perte de l'appétit. Bientôt après ,
elle disparoissoit. Rentré dans ses foyers , M.
Benoit provoque l'avis de M. Fages , un des
professeurs qui honorent le plus la Faculté de
Montpellier ; ce professeur conseilla quelques
dépuratifs , et l'usage des eaux d'Avène , où cet
individu se rendit au commencement d'Août
1817. Après avoir pris vingt-cinq bains , il se
manifesta un engorgement des glandes inguinales

semblable aux bubons vénériens ; son corps se couvrit de furoncles ; il s'établit au bout des doigts une suppuration qui amena la chute des ongles ; les urines étoient abondantes et bourbeuses. Depuis son retour , M. Benoit n'a rien éprouvé.

Le fils de Martel , boulanger à Lodève , étoit atteint de la même affection; il obtint les mêmes résultats.

Onzième Observation.

M. A.***, natif de Lodève , d'une constitution nerveuse , éprouvoit des pollutions nocturnes , à la suite d'excès précoces dans les plaisirs de l'amour ; il étoit sans force et sans appétit. Les moyens toniques qu'on avoit employés n'avoient produit aucun effet ; il arriva à Avène , où il guérit radicalement , après dix-huit bains.

Les pollutions sont, la plupart du temps, entretenues par l'atonie, ou par une congestion établie sur les parties de la génération. La première espèce, qui est la plus fréquente, cède ordinairement à l'effet de nos bains. Quant à la seconde espèce, je pense qu'ils lui seroient nuisibles.

La situation des affaires politiques, pendant l'année 1817, fut sans doute la cause du peu de monde qui arriva à Avène ce qui me permit d'observer avec plus de soin l'effet, des eaux.

Trente-quatre dartreux se présentèrent; quatorze étoient guéris, lors de leur départ; sept le furent quelque temps après s'être rendus chez eux ; six des autres avoient éprouvé une amélioration plus ou moins sensible ; quatre de ces derniers se présentèrent pendant l'année 1816 ; deux furent guéris avant leur départ. Je n'ai pu apprendre des nouvelles des autres. Sur ces trente-quatre, toutes les dartres croûteuses, qui ne reconnoissoient point pour cause les écrouelles ou la variole, guérirent. Des sept individus, qui avoient des dartres ulcéreuses, quatre guérirent aux bains ; et un autre peu de temps après, les deux autres avoient eu de fréquentes véroles mal traitées. Chez l'un, cependant, les bains procurèrent une amélioration sensible. Il y avoit, parmi les plus rebelles, des dartres héréditaires et des farineuses.

Les bains d'Avène se prennent depuis le commencement de Mai jusqu'au milieu du mois d'Octobre. Pendant les mois d'Août et de Septembre, on y trouve une société nombreuse. La table est toujours délicatement servie. La rivière d'Orbe fournit en abondance d'excellentes truites, beaucoup d'écrevisses ; la pâtisserie en est bannie.

Les chambres sont propres et commodes : l'inspection se fait avec activité ; et le médecin qui en est chargé met au rang de ses devoirs de diriger avec soin les malades qui l'honorent de leur confiance.

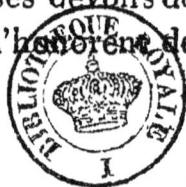

www.ingramcontent.com/pod-product-compliance
Lightning Source LLC
Chambersburg PA
CBHW070744210326
41520CB00016B/4571